85 Recetas de Jugos Y Comidas Para Prevenir Ataques Cardíacos:

La Guía De Los Sobrevivientes A Ataques Cardíacos Para Una Vida Saludable

Por

Joe Correa CSN

DERECHOS DE AUTOR

Esta publicación está diseñada para proveer información precisa y autoritaria respecto al tema en cuestión. Es vendido con el entendimiento de que ni el autor ni el editor están envueltos en brindar consejo médico. Si éste fuese necesario, consultar con un doctor. Este libro es considerado una guía y no debería ser utilizado en ninguna forma perjudicial para su salud. Consulte con un médico antes de iniciar este plan nutricional para asegurarse que sea correcto para usted.

RECONOCIMIENTOS

Este libro está dedicado a mis amigos y familiares que han tenido una leve o grave enfermedad, para que puedan encontrar una solución y hacer los cambios necesarios en su vida.

85 Recetas de Jugos Y Comidas Para Prevenir Ataques Cardíacos:

La Guía De Los Sobrevivientes A Ataques Cardíacos Para Una Vida Saludable

Por

Joe Correa CSN

CONTENIDOS

ACERCA DEL AUTOR

Luego de años de investigación, honestamente creo en los efectos positivos que una nutrición apropiada puede tener en el cuerpo y la mente. Mi conocimiento y experiencia me han ayudado a vivir más saludablemente a lo largo de los años y los cuales he compartido con familia y amigos. Cuanto más sepa acerca de comer y beber saludable, más pronto querrá cambiar su vida y sus hábitos alimenticios.

La nutrición es una parte clave en el proceso de estar saludable y vivir más, así que empiece ahora. El primer paso es el más importante y el más significativo.

INTRODUCCIÓN

85 Recetas de Jugos Y Comidas Para Prevenir Ataques Cardíacos: La Guía De Los Sobrevivientes A Ataques Cardíacos Para Una Vida Saludable

Por Joe Correa CSN

Un infarto ocurre cuando el suplemento de sangre al cerebro es interrumpido. Esto puede ocurrir cuando los vasos sanguíneos están bloqueados o se rompe un vaso sanguíneo cerebral. En ambos casos, causa que el tejido cerebral muera, llevando a una muerte rápida y repentina.

Tener un infarto es serio, y es una de las principales causas de muerte en el mundo. Los infartos isquémicos son el tipo más común de infarto, con 85% de ocurrencia. La causa de este tipo de infarto es un bloqueo parcial o completo de las arterias que proveen sangre al cerebro.

Sin embargo, debe tener en mente que un infarto puede ser prevenido fácilmente. El problema principal recae en hábitos nutricionales malos que deberían ser reemplazados por hábitos saludables y buenos. Esto incluye primariamente alimentos frescos, crudos, orgánicos y saludables que ayudarán a su cuerpo a lidiar con los retos diarios y curarse a sí mismo.

Este libro es una colección excelente de recetas que ayudarán a su sistema cardiovascular a funcionar mejor que nunca y reducir el riesgo de tener un infarto. Estas recetas están basadas en alimentos orgánicos y naturales que están repletos de grasas saludables, carbohidratos, proteínas, vitaminas y minerales.

He creado una colección de recetas de jugos y comidas para prevenir infartos que impulsarán su sistema inmune y mejorarán su salud completa. Solo unos minutos por día es suficiente para preparar estas recetas maravillosas, y los beneficios de salud son desmedidos.

No espere para tener un infarto. Tome la iniciativa y cambie su alimentación para tener una vida larga y feliz. Pruebe todas estas recetas y vea cual le gusta más.

85 RECETAS DE JUGOS Y COMIDAS PARA PREVENIR ATAQUES CARDÍACOS: LA GUÍA DE LOS SOBREVIVIENTES A ATAQUES CARDÍACOS PARA UNA VIDA SALUDABLE

COMIDAS

1. Ternera y Pimientos en Salsa de Leche

Ingredientes:

1 libra de carne magra, en trozos pequeños

½ taza de caldo de pollo, sin sal

2 pimientos rojos grandes, sin semillas y por la mitad

4 cucharadas de leche baja en grasas

1 cebolla pequeña, picada fina

1 cucharada de aceite de oliva

¼ cucharadita de pimienta negra, molida

Preparación:

Precalentar el aceite en una sartén grande a fuego medio/alto. Añadir los trozos de carne y cocinar por 5 minutos. Verter el caldo de pollo y cocinar 5 minutos más, hasta que el líquido evapore. Remover la carne y reservar la sartén.

Añadir el ajo y cebolla. Cocinar hasta que trasluzca y agregar las mitades de pimiento. Cocinar por 2-3 minutos. Verter la leche y cocinar 2 minutos más. Remover del fuego.

Servir la carne con los pimientos y rociar con la salsa de leche restante de la sartén. Servir caliente.

Información nutricional por porción: Kcal: 260, Proteínas: 29g, Carbohidratos: 7g, Grasas: 12.6g

2. Batido de Naranja y Durazno

Ingredientes:

2 duraznos grandes, sin carozo y en trozos

1 naranja grande, sin piel

1 taza de leche baja en grasas

½ cucharadita de extracto de cereza

1 banana grande

1 cucharada de semillas de girasol

Preparación:

Lavar los duraznos y cortarlos por la mitad. Remover los carozos y cortar en piezas pequeñas. Transferir a una procesadora.

Pelar la naranja y dividirla en gajos. Transferir a la procesadora. Pelar la banana y trozarla. Transferir a la procesadora junto con la leche y extracto de cereza. Pulsar por 2 minutos, hasta que esté cremoso y suave.

Transferir a vasos y cubrir con semillas de girasol. Refrigerar por 15 minutos antes de servir.

Información nutricional por porción: Kcal: 157, Proteínas: 4.9g, Carbohidratos: 31.2g, Grasas: 2.6g

3. Huevos Revueltos con Champiñones

Ingredientes:

1 taza de champiñones, en rodajas

1 pimiento verde grande, en rodajas

5 huevos grandes

1 cucharada de cebollines

½ cucharadita de orégano seco, molido

2 cucharadas de leche baja en grasas

1 cucharada de aceite de oliva

¼ cucharadita de pimienta negra, molida

Preparación:

Precalentar el aceite en una sartén antiadherente grande a fuego medio/alto. Añadir los champiñones y pimientos. Cocinar por 5 minutos. Revolver ocasionalmente.

Mientras tanto, batir los huevos con los cebollines, orégano, leche y pimienta. Verter la mezcla en una sartén y freír por 3-5 minutos. Usando una espátula, remover el huevo del fondo para cocinar equitativamente.

Remover del fuego y servir inmediatamente.

Información nutricional por porción: Kcal: 276, Proteínas: 18.1g, Carbohidratos: 8g, Grasas: 20.1g

4.   Zanahoria y Avena Caliente

Ingredientes:

1 taza de copos de avena

1 taza de leche baja en grasas

1 taza de zanahorias, pre cocidas

¼ cucharadita de canela, molida

1 cucharada de semillas de linaza

1 cucharada de miel

1 cucharada de Nueces Brasileras, trozadas

Preparación:

Lavar y pelar las zanahorias. Trozar en rodajas finas y poner en una olla de agua hirviendo. Cocinar por 15 minutos. Remover del fuego y colar. Dejar reposar.

Mientras tanto, combinar la avena, leche, canela y miel en un tazón. Llevar al microondas por 3 minutos y dejar a un lado.

Poner las zanahorias en una procesadora. Procesar hasta que sean puré y añadirlas a la avena. Revolver bien y recalentar en microondas.

Rociar con nueces y semillas de linaza antes de servir.

Información nutricional por porción: Kcal: 322, Proteínas: 11.2g, Carbohidratos: 49.6g, Grasas: 9.6g

5.   Trucha con Pasta

Ingredientes:

1 libra de filetes de trucha

8 onzas de pasta

1 taza de salsa de tomate

2 cucharadas de aceite de oliva extra virgen

1 cucharada de vinagre balsámico

2 dientes de ajo, picados

1 cucharadita de Mezcla de sazón italiano

¼ cucharadita de orégano seco, molido

1 cucharada de perejil fresco, picado fino

1 cucharada de jugo de limón, recién exprimido

Preparación:

Preparar la pasta usando las instrucciones del paquete. Colar y dejar a un lado.

Precalentar el aceite en una sartén grande a fuego medio/alto. Añadir el ajo y saltear por 2-3 minutos. Agregar los filetes de pescado y rociar con vinagre balsámico, mezcla de sazón italiano, orégano y jugo de limón. Cocinar los filetes por 5 minutos de cada lado. Remover del fuego.

Transferir la pasta a platos y cubrir con los filetes de pescado. Rociar con perejil y servir inmediatamente.

Información nutricional por porción: Kcal: 458, Proteínas: 37.6g, Carbohidratos: 35.1g, Grasas: 18.1g

6.   Ensalada de Frutilla y Espinaca

Ingredientes:

10 onzas de espinaca fresca, en trozos

1 taza de frutillas, en trozos

1 pepino mediano, en rodajas

2 cucharadas de almendras, trozadas

2 cucharadas de jugo de naranja, recién exprimido

1 cucharada de aceite de oliva extra virgen

1 cucharada de miel

Preparación:

Combinar las almendras, jugo de naranja, aceite y miel en un tazón mediano. Revolver y dejar a un lado.

Lavar la espinaca bajo agua fría. Colar y trozar. Dejar a un lado.

Lavar las frutillas y trozarlas. Dejar a un lado.

Lavar el pepino y cortarlo en rodajas finas. Dejar a un lado.

Combinar la espinaca, frutillas y pepino en un tazón de

ensalada. Revolver bien y rociar con la salsa. Sacudir para cubrir y refrigerar pro 20 minutos antes de servir.

Información nutricional por porción: Kcal: 141, Proteínas: 4.6g, Carbohidratos: 18.4g, Grasas: 7.3g

7.   Estofado de Porotos

Ingredientes:

10 onzas de porotos, remojados

1 taza de tomates enlatados, en cubos

1 cucharada de pasta de tomate

1 pimiento mediano

1 cucharada de aceite de oliva

1 cebolla pequeña, picada fina

2 dientes de ajo, aplastados

1 papa mediana, en trozos

2 tazas de agua

Preparación:

Remojar los porotos por la noche. Colar y lavar bajo agua fría. Colar y dejar a un lado.

Poner los porotos en una olla y añadir 3 tazas de agua. Hervir y continuar cocinando por 15 minutos. Remover del fuego, colar y dejar a un lado.

Pelar la papa y cortarla en trozos pequeños. Poner en una olla de agua hirviendo y cocinar por 5 minutos. Remover del fuego y colar bien. Dejar a un lado.

Precalentar el aceite en una olla profunda a fuego medio/alto. Añadir el ajo y cebollas, y freír por 3-4 minutos.

Agregar todos los ingredientes y hervir. Reducir el fuego al mínimo y tapar. Cocinar por 30 minutos.

Servir caliente.

Información nutricional por porción: Kcal: 227, Proteínas: 12.1g, Carbohidratos: 39.8g, Grasas: 3g

8.   Filetes de Atún con Tomates Cherry

Ingredientes:

2 libras de filetes de atún

3 dientes de ajo, aplastados

4 cucharadas de aceite de oliva extra virgen

1 cucharadita de cilantro fresco, picado fino

1 cucharada de romero fresco, picado

2 cucharadas de jugo de limón, recién exprimido

¼ cucharadita de pimienta negra molida fresca

1 taza de tomates cherry, por la mitad

Preparación:

Lavar los filetes de atún bajo agua fría y secar con papel de cocina.

En un tazón pequeño, combinar el aceite, ajo, cilantro, romero, jugo de limón y pimienta. Revolver y esparcir la mezcla sobre el pescado.

Precalentar el grill a temperatura media/alta. Grillar los

filetes por 5-7 minutos de cada lado. Servir con tomates cherry frescos.

Información nutricional por porción: Kcal: 369, Proteínas: 45.7g, Carbohidratos: 2.2g, Grasas: 19g

9. Ensalada de Moras Cremosa

Ingredientes:

1 taza de moras frescas

1 taza de frutillas, por la mitad

1 manzana Granny Smith grande, en trozos pequeños

1 pepino grande, en rodajas

1 taza de crema agria, baja en grasas

1 cucharada de miel, cruda

2 cucharadas de aceite de oliva

2 cucharadas de almendras, trozadas

1 cucharada de nueces, en trozos

Preparación:

Lavar y preparar las frutas y vegetales.

Combinar la crema agria, almendras, nueces, miel y aceite en un tazón mediano. Dejar reposar.

Combinar las moras, frutillas, manzana y pepino en un tazón de ensalada grande. Añadir la mezcla de crema agria y revolver para cubrir los ingredientes.

Refrigerar por 15 minutos antes de servir.

Información nutricional por porción: Kcal: 296, Proteínas: 4.3g, Carbohidratos: 24.3g, Grasas: 22.2g

10. Salmón Grillado con Papas

Ingredientes:

2 libras de filetes de salmón

2 papas grandes, en trozos pequeños

3 cucharadas de jugo de limón, recién exprimido

3 dientes de ajo, aplastados

1 cucharada de albahaca fresca, picada fina

1 cucharada de romero fresco, picado

4 cucharadas de aceite de oliva

¼ cucharadita de pimienta negra, molida

Preparación:

Lavar los filetes bajo agua fría y secar con papel de cocina.

Pelar las papas y trozarlas. Poner en una olla de agua hirviendo y cocinar por 15 minutos. Remover y colar. Dejar a un lado.

En un tazón grande, combinar el aceite de oliva, ajo, romero, albahaca, jugo de limón y pimienta. Dejar a un

lado.

Precalentar el grill a temperatura media/alta. Cepillar los filetes con la salsa y poner en el grill.

Cocinar por 2-3 minutos de cada lado. Remover del fuego y transferir a un plato. Añadir las papas y rociar con la salsa restante. Servir inmediatamente.

Información nutricional por porción: Kcal: 388, Proteínas: 31.6g, Carbohidratos: 20.4g, Grasas: 20.9g

11. Sopa Crema de Puerro

Ingredientes:

1 taza de puerros, en trozos

1 papa mediana

1 zanahoria grande, en trozos

1 taza de caldo de pollo, sin sal

1 taza de leche baja en grasas

1 taza de espinaca, picada fina

1 cucharada de perejil, picado fino

¼ cucharadita de pimienta negra, molida

Preparación:

Lavar y preparar los vegetales. Poner los puerros, espinaca y apio en una olla de agua hirviendo. Cocinar por 3 minutos y remover del fuego. Colar y dejar a un lado.

Poner la papa en una olla de agua hirviendo y cocinar por 5 minutos. Remover y colar. Dejar a un lado.

Combinar los puerros, papa, zanahoria y espinaca en una

olla profunda. Verter el caldo de pollo y leche. Rociar con pimienta y perejil. Hervir y reducir el fuego al mínimo. Cocinar por 15 minutos y remover del fuego.

Servir caliente.

Información nutricional por porción: Kcal: 89, Proteínas: 4g, Carbohidratos: 17.8g, Grasas: 0.3g

12. Batido de Banana y Almendra

Ingredientes:

1 banana grande, en trozos

2 cucharadas de almendras

1 taza de Yogurt griego

1 zanahoria pequeña, en rodajas

1 cucharadita de extracto de vainilla

Preparación:

Pelar la banana y trozarla. Dejar a un lado.

Pelas las zanahorias y cortarlas en rodajas finas. Dejar a un lado.

Combinar la banana, zanahorias, almendras, yogurt y extracto de vainilla en una procesadora. Pulsar hasta que esté suave y transferir a vasos. Rociar con almendras y añadir hielo antes de servir.

Información nutricional por porción: Kcal: 202, Proteínas: 14.3g, Carbohidratos: 24.4g, Grasas: 5.6g

13.   Shiitake con Verdes de Ensalada

Ingredientes:

1 taza de Champiñones Shiitake, en trozos

2 tazas de verdes de ensalada, en trozos

2 dientes de ajo, picados

2 cucharadas de aceite de oliva extra virgen

2 cucharadas de jugo de limón, recién exprimido

1 cucharada de Mostaza de Dijon

¼ cucharadita de pimienta negra

½ taza de caldo de pollo, sin sal

Preparación:

En un tazón mediano, combinar 1 cucharada de aceite de oliva, ajo, jugo de limón, mostaza y pimienta. Dejar a un lado.

Precalentar el aceite restante en una sartén antiadherente grande a fuego medio/alto. Añadir los champiñones y cocinar por 10 minutos. Transferir a un tazón y reservar la sartén.

Verter el caldo de pollo en la sartén y añadir el ajo. Hervir y agregar los verdes de ensalada. Cocinar por 5 minutos y reducir el fuego. Añadir los champiñones y cocinar 2 minutos más. Remover del fuego y transferir a un plato. Rociar con la salsa y servir inmediatamente.

Información nutricional por porción: Kcal: 185, Proteínas: 4g, Carbohidratos: 14.5g, Grasas: 14g

14.   Pechugas de Pavo con Calabacín

Ingredientes:

1 libra de pechugas de pavo, sin piel ni hueso

1 calabacín grande, sin piel y en trozos

3 dientes de ajo, picados

1 cebolla pequeña, picada fina

3 cucharadas de aceite de oliva extra virgen

¼ cucharadita de pimienta negra, molida

Preparación:

Pelar los calabacines y cortarlos por la mitad. Remover las semillas y cortar en trozos pequeños. Poner en una olla de agua hirviendo y cocinar por 5 minutos. Dejar a un lado.

Precalentar el aceite en una sartén grande a fuego medio/alto. Añadir el ajo y cebollas y cocinar por 3 minutos. Agregar las pechugas de pavo y cocinar por 10 minutos más. Añadir el calabacín y rociar con pimienta. Cocinar por 3 minutos y remover del fuego. Servir inmediatamente.

Información nutricional por porción: Kcal: 232, Proteínas: 20.7g, Carbohidratos: 9.9g, Grasas: 12.6g

15. Estofado Magro de Camarones con Brotes de Bruselas

Ingredientes:

1 libra de camarones grandes, limpios y sin vaina

7 onzas de Brotes de Bruselas, recortados

5 onzas de okra

2 zanahorias pequeñas, en rodajas

3 onzas de maíz bebé

2 tazas de caldo de pollo

2 tomates grandes, en cubos

2 cucharadas de pasta de tomate

½ cucharadita de ají picante, molido

¼ cucharadita de pimienta negra molida fresca

½ taza de aceite de oliva

1 cucharada de vinagre balsámico

1 cucharada de romero fresco, picado

1 tallo de apio pequeño, para decorar

2 cucharadas de crema agria

Preparación:

Lavar los camarones bajo agua fría y secar con papel de cocina. Dejar a un lado.

Combinar 3 cucharadas de aceite de oliva, vinagre balsámico, romero y pimienta en un tazón grande. Revolver bien y poner los camarones en el tazón. Sacudir para combinar y refrigerar por 20 minutos.

Mientras tanto, lavar y preparar los vegetales. Recortar las hojas externas de los brotes de Bruselas y cortar las zanahorias en rodajas.

Precalentar el aceite restante en una olla profunda a fuego medio/alto. Añadir los brotes de Bruselas, okra, zanahorias y apio. Saltear por 5 minutos. Agregar los tomates, pasta de tomate y ají picante. Rociar con pimienta y revolver para combinar. Cocinar por 3 minutos más.

Colar los camarones y añadirlos a la olla. Verter 2 tazas de agua y revolver. Reducir el fuego al mínimo y cocinar por 15 minutos. Añadir el maíz y cocinar 3 minutos más. Remover del fuego y transferir a un plato. Cubrir con crema agria y rociar con marinada.

Información nutricional por porción: Kcal: 193, Proteínas: 15.7g, Carbohidratos: 20.1g, Grasas: 7.2g

16.   Batata y Atún

Ingredientes:

1 libra de filetes de atún

4 cucharadas de aceite de oliva

1 cucharada de vinagre balsámico

2 cucharadas de jugo de limón

1 cucharada de almendras tostadas

¼ cucharadita de pimienta negra, molida

1 batata mediana

Preparación:

En un tazón mediano, combinar el aceite, vinagre, jugo de limón, almendras y pimienta. Mezclar bien y dejar a un lado.

Pelar las batatas y cortar en trozos pequeños. Poner en una olla de agua hirviendo y cocinar por 20 minutos. Remover del fuego y dejar a un lado.

Precalentar el grill a temperatura media/alta. Cepillar los filetes con marinada y grillar por 2-3 minutos de cada lado.

Transferir a un plato y servir con las batatas. Rociar con marinada y servir inmediatamente.

Información nutricional por porción: Kcal: 491, Proteínas: 41.4g, Carbohidratos: 8.7g, Grasas: 32g

17. Ensalada de Ananá

Ingredientes:

1 taza de trozos de ananá

1 mango grande, en trozos

1 taza de Lechuga Iceberg, en trozos grandes

1 taza de espinaca fresca, en trozos grandes

1 taza de arándanos

4 cucharadas de jugo de naranja, recién exprimido

2 cucharadas de jugo de limón

1 cucharada de miel

2 cucharadas de nueces, en trozos

Preparación:

Combinar el jugo de naranja, jugo de limón, miel y nueces en un tazón pequeño. Mezclar hasta que se incorpore y dejar a un lado.

Lavar y preparar las frutas y vegetales.

Pelar y cortar el ananá y mango en trozos pequeños. Dejar

a un lado.

En un colador grande, combinar la lechuga y espinaca y lavar bajo agua fría. Trozar con las manos y dejar a un lado.

Lavar los arándanos y combinarlos con el ananá, mango, lechuga y espinaca en un tazón de ensalada grande. Rociar con marinada y refrigerar por 15 minutos antes de servir.

Información nutricional por porción: Kcal: 192, Proteínas: 3.5g, Carbohidratos: 40.5g, Grasas: 3.9g

18.   Quínoa Cremosa con Dátiles

Ingredientes:

1 taza de quínoa, pre cocida

¼ taza de dátiles, en trozos

1 cucharada de anacardos, en trozos

1 cucharadita de semillas de calabaza

¼ cucharadita de canela, molida

1 taza de leche baja en grasas

1 cucharada de miel

Preparación:

Poner la quínoa en una olla profunda. Añadir 3 tazas de agua y hervir. Reducir el fuego al mínimo y cocinar por 15 minutos. Remover del fuego y colar. Dejar a un lado.

Combinar la quínoa, dátiles, canela, anacardos, leche y miel en un tazón mediano. Revolver para combinar y transferir a platos.

Cubrir con semillas de calabaza y servir inmediatamente.

Información nutricional por porción: Kcal: 192, Proteínas: 3.5g, Carbohidratos: 40.5g, Grasas: 3.9g

19.   Magdalenas de Cereza

Ingredientes:

2 tazas de harina de trigo

7 onzas de cerezas, sin carozo

3 cucharadita de polvo de hornear

1 taza de leche baja en grasas

6 cucharadas de queso crema bajo en grasas

1 cucharada de miel líquida

2 huevos grandes

1 pera grande, sin piel, sin centro y en trozos pequeños

Preparación:

Precalentar el horno a 400°.

En un tazón mediano, combinar la harina y polvo de hornear. Revolver y dejar a un lado.

Lavar las cerezas y pera. Cortar por la mitad y remover los carozos. Pelar la pera y remover el centro. Trozar y dejar a un lado.

Combinar la pera, cerezas, huevos, leche y miel en un tazón grande. Revolver y verter la mezcla sobre la de harina. Mezclar hasta obtener una masa.

Engrasar moldes de magdalenas con aceite y verter la mezcla en ellos. Cubrir con queso crema.

Llevar al horno y cocinar por 25 minutos. Remover y dejar reposar.

Servir caliente.

Información nutricional por porción: Kcal: 278, Proteínas: 9.4g, Carbohidratos: 47.5g, Grasas: 7.3g

20.   Batido de Frutillas y Banana

Ingredientes:

1 taza de frutillas

1 banana grande

1 taza de leche baja en grasas

1 cucharada semillas de calabaza

1 cucharadita de extracto de vainilla

Preparación:

Lavar las frutillas bajo agua fría y cortar por la mitad. Transferir a una procesadora.

Pelar la banana y trozarla. Añadir a la procesadora junto con la leche y extracto de vainilla. Pulsar por 2 minutos, hasta que esté suave y cremoso.

Transferir a vasos y cubrir con semillas de calabaza. Refrigerar por 15 minutos o añadir hielo antes de servir.

Información nutricional por porción: Kcal: 116, Proteínas: 4.2g, Carbohidratos: 18.7g, Grasas: 3.3g

21. Omelette de Apio y Nuez Moscada

Ingredientes:

1 taza de apio, picado

1 cebolla morada grande, en trozos

¼ cucharadita de nuez moscada, molida

6 huevos grandes

1 cucharada de leche baja en grasas

1 cucharada de aceite de oliva

Preparación:

En un tazón mediano, batir los huevos con la nuez moscada y leche. Dejar a un lado.

Lavar y preparar el apio y cebolla. Dejar a un lado.

Precalentar el aceite en una sartén antiadherente grande a fuego medio/alto. Añadir la cebolla y freír por 2 minutos. Agregar el apio y continuar cocinando por 2 minutos más.

Verter la mezcla de huevo en la sartén y cocinar por 3-4 minutos. Doblar el Omelette y remover de la sartén.

Servir inmediatamente.

Información nutricional por porción: Kcal: 212, Proteínas: 13.5g, Carbohidratos: 6.8g, Grasas: 14.9g

22. Sopa Crema de Puerro y Alcachofa

Ingredientes:

1 libra de puerros, en trozos

1 cebolla mediana

1 taza de alcachofa, en trozos

1 cucharada de aceite de oliva

1 cucharada de perejil fresco, picado fino

3 tazas de caldo vegetal, sin sal

2 cucharadas de jugo de limón, recién exprimido

¼ cucharadita de pimienta negra, molida

Preparación:

Precalentar el aceite en una olla profunda a fuego medio/alto. Añadir las cebollas y freír por 2-3 minutos.

Agregar los puerros, alcachofas y jugo de limón. Revolver bien y cocinar por 2 minutos. Agregar el caldo vegetal y rociar con pimienta a gusto. Cocinar por 15 minutos. Remover del fuego.

Usando un colador grande, colar el líquido hacia otra olla. Transferir los vegetales a una procesadora y pulsar hasta que estén suaves. Retornar a la olla con el caldo. Calentar por 4-5 minutos y servir inmediatamente.

Información nutricional por porción: Kcal: 102, Proteínas: 4.5g, Carbohidratos: 15.4g, Grasas: 4.5g

23. Ternera Horneada con Zanahorias

Ingredientes:

1 libra de carne magra, en trozos pequeños

1 cucharada de harina de trigo

2 cucharadas de aceite de oliva

1 zanahoria mediana, en trozos

1 taza de salsa de tomate

1 cucharada de vinagre balsámico

¼ cucharadita de pimienta negra molida fresca

1 cucharada de tomillo fresco, picado

Preparación:

Precalentar el horno a 400°.

Combinar la harina, vinagre, salsa de tomate y una cucharada de aceite de oliva. Dejar a un lado.

Engrasar una fuente de hornear grande con aceite. Esparcir los trozos de carne en ella. Rociar con pimienta y tomillo, y frotarlos sobre la carne. Agregar las rodajas de zanahoria entre los trozos de ternera y llevar al horno.

Cocinar por 15 minutos y añadir la salsa de tomate. Esparcir bien y continuar cocinando 5 minutos más. Remover del horno y servir caliente.

Información nutricional por porción: Kcal: 102, Proteínas: 4.5g, Carbohidratos: 15.4g, Grasas: 4.5g

24. Damascos y Avena con Semillas de Linaza

Ingredientes:

4 damascos medianos, en trozos

1 taza de leche baja en grasas

1 cucharada de miel

1 cucharada de semillas de linaza

1 taza de avena

Preparación:

Lavar los damascos y cortarlos por la mitad. Remover los carozos y trozar en piezas pequeñas. Transferir a una olla profunda y añadir 2 tazas de agua. Hervir y cocinar por 2 minutos. Remover y colar. Dejar a un lado.

Combinar la avena, leche, miel y semillas de linaza. Revolver y llevar al microondas. Calentar por 1 minutos y añadir los damascos. Servir inmediatamente.

Información nutricional por porción: Kcal: 300, Proteínas: 11g, Carbohidratos: 51g, Grasas: 6.7g

25. Pechuga de Pavo con Crema de Rúcula

Ingredientes:

1 libra de pechugas de pavo, sin piel ni hueso

1 taza de rúcula fresca, en trozos

1 tomate grande, en cubos

3 cucharadas de aceite de oliva

2 cucharadas de jugo de limón, recién exprimido

½ cucharadita de pimienta negra molida fresca

1 cucharadita de tomillo seco, molido

Preparación:

En un tazón grande, combinar la rúcula, tomate, jugo de limón y pimienta. Revolver bien y transferir a una licuadora. Procesar hasta que esté cremoso y dejar a un lado.

Precalentar el aceite en una sartén antiadherente grande a fuego medio/alto. Añadir las pechugas de pavo y rociar con tomillo. Cocinar por 4-5 minutos de cada lado.

Transferir a un plato y verter la crema de rúcula encima.

Servir con gajos de limón o rociar con ralladura de limón.

Información nutricional por porción: Kcal: 294, Proteínas: 26.7g, Carbohidratos: 9.6g, Grasas: 16.8g

26.   Pasta con Batata

Ingredientes:

1 libra de pasta de trigo integral

2 tomates grandes, en cubos

3 cucharadas de pasta de tomate

2 batatas medianas, en trozos

2 cucharadas de crema agria

1 cucharada de vinagre balsámico

1 cucharadita de orégano seco

½ cucharadita de Mezcla de sazón italiano

1 cucharada de perejil fresco, picado fino

Preparación:

Cocinar la pasta usando las instrucciones del paquete. Remover del fuego y colar. Dejar a un lado.

Pelar las batatas y trozar en piezas pequeñas. Poner en una olla de agua hirviendo y cocinar hasta que ablande. Remover del fuego y colar. Dejar enfriar.

Precalentar el aceite en una sartén grande a fuego medio/alto. Añadir los tomates, pasta de tomate, orégano y mezcla de sazón italiano. Revolver y cocinar por 2 minutos. Agregar las batatas y crema agria. Cocinar 2 minutos más y remover del fuego.

Transferir la pasta a platos y cubrir con la salsa. Rociar con perejil fresco y servir inmediatamente.

Información nutricional por porción: Kcal: 304, Proteínas: 10.4g, Carbohidratos: 59.6g, Grasas: 2.9g

27.   Polenta con Pimientos

Ingredientes:

1 taza de maicena

3 tazas de agua

1 cebolla pequeña, picada fina

1 pimiento rojo mediano, en trozos

1 pimiento verde mediano, en trozos

1 cucharada de aceite vegetal

½ taza de crema agria, baja en grasas

Preparación:

Verter el agua en una olla profunda. Hervir y añadir la maicena lentamente. Cocinar por 20 minutos a fuego medio. Revolver constantemente hasta que espese. Remover del fuego y dejar a un lado.

Precalentar el aceite en una olla antiadherente mediana a fuego medio/alto. Añadir la cebolla y freír hasta que trasluzca. Agregar los pimientos y cocinar por 5 minutos. Remover del fuego y dejar a un lado.

Transferir la polenta a platos y verter los pimientos y cebolla. Cubrir con crema agria y servir inmediatamente.

Información nutricional por porción: Kcal: 304, Proteínas: 10.4g, Carbohidratos: 59.6g, Grasas: 2.9g

28.   Estofado de Frijoles Verdes y Brotes de Bruselas

Ingredientes:

1 taza de frijoles verdes, en trozos

1 taza de Brotes de Bruselas, en trozos

2 tazas de caldo vegetal

1 zanahoria grande, en trozos

1 taza de batatas, en trozos

1 tomate grande, en cubos

2 cucharadas de pasta de tomate

1 cucharadita de pimienta cayena, molida

¼ cucharadita de pimienta negra, molida

2 cucharadas de aceite de oliva

1 cucharadita de tomillo seco, molido

Preparación:

Poner las batatas en una olla de agua hirviendo. Cocinar por 10 minutos y remover del fuego. Colar y dejar a un lado.

Precalentar el aceite en una olla profunda a fuego medio/alto. Añadir los brotes de Bruselas, zanahorias y frijoles verdes. Cocinar por 5 minutos, revolviendo constantemente. Verter el caldo y añadir el tomate. Revolver y cocinar por 10 minutos. Reducir el fuego al mínimo.

Añadir la pasta de tomate y rociar con pimienta, pimienta cayena y tomillo.

Cocinar por 5 minutos y remover del fuego.

Información nutricional por porción: Kcal: 133, Proteínas: 4.2g, Carbohidratos: 16.3g, Grasas: 6.5g

29.   Trucha con Puré de Papa

Ingredientes:

1 libra de filetes de trucha

1 taza de batatas, en trozos

½ taza de cebollas de verdeo, picadas

3 cucharadas de aceite de oliva

2 cucharadas de jugo de limón, recién exprimido

3 dientes de ajo, aplastados

½ cucharadita de pimienta negra, molida

1 cucharada de romero fresco, picado

1 cucharadita de vinagre balsámico

Preparación:

Poner las papas trozadas en una olla de agua hirviendo y cocinar por 10 minutos. Remover del fuego y colar. Dejar a un lado.

En un tazón pequeño, combinar el aceite de oliva, jugo de limón, ajo, pimienta y romero. Revolver bien y dejar a un

lado.

Precalentar el grill a temperatura media/alta. Cepillar los filetes con marinada y grillar por 3-4 minutos de cada lado. Cepillar ocasionalmente mientras se grillan. Transferir los filetes a un tazón y tapar. Dejar a un lado.

Poner las papas y marinada restante en una procesadora. Pulsar hasta que esté suave y dejar a un lado.

Servir los filetes con puré de papa.

Información nutricional por porción: Kcal: 363, Proteínas: 31.3g, Carbohidratos: 13g, Grasas: 20.4g

30. Batido de Sandía y Col Rizada

Ingredientes:

1 taza de col rizada fresca, en trozos

1 taza de trozos de sandía

1 cucharadita de cúrcuma, molida

1 cucharada de miel líquida

½ taza de crema agria, baja en grasas

Preparación:

Lavar la col rizada bajo agua fría. Colar y trozar. Dejar a un lado.

Pelar la sandía y cortarla longitudinalmente por la mitad. Cortar un gajo grande y pelarlo. Trozar y remover las semillas. Dejar a un lado.

Combinar la col rizada, sandía, cúrcuma, miel y crema agria en una procesadora o licuadora. Pulsar hasta que esté cremoso. Transferir a vasos y refrigerar 15 minutos antes de servir.

Información nutricional por porción: Kcal: 198, Proteínas: 3.4g, Carbohidratos: 21g, Grasas: 12.3g

31.   Ensalada de Kiwi y Frambuesas

Ingredientes:

2 kiwis grandes, en trozos

1 taza de frambuesas

1 taza de sandía, en trozos

1 durazno grande, en trozos

2 cucharadas de jugo de limón, recién exprimido

2 cucharadas de jugo de naranja, recién exprimido

2 cucharadas de nueces, en trozos

Preparación:

En un tazón pequeño, combinar el jugo de limón, jugo de naranja y nueces. Revolver y dejar a un lado.

Lavar el durazno y cortarlo por la mitad. Remover el carozo y trozarlo. Lavar las frambuesas bajo agua fría. Pelar los kiwis y cortarlos por la mitad longitudinalmente.

Cortar la sandía por la mitad. Cortar un gajo grande y pelarlo. Remover las semillas y rellenar una taza medidora. Envolver el resto en papel film y refrigerar.

Combinar los kiwis, frambuesas, sandía y durazno en un tazón de ensalada grande. Rociar con aderezo y sacudir para combinar.

Refrigerar por 15 minutos antes de servir.

Información nutricional por porción: Kcal: 126, Proteínas: 3.2g, Carbohidratos: 22.6g, Grasas: 3.9g

32. Pollo con Arroz Marrón

Ingredientes:

1 libra de pechugas de pollo, sin piel ni hueso

1 taza de arroz marrón

¼ taza de cebollas de verdeo, picadas

1 zanahoria pequeña, en rodajas

2 cucharadas de aceite de oliva

¼ cucharadita de cúrcuma, molida

¼ cucharadita de pimienta negra, molida

¼ cucharadita de orégano seco, molido

Preparación:

Poner el arroz en una olla profunda. Añadir 3 tazas de agua y hervir. Cocinar por 15 minutos y reducir el fuego al mínimo. Agregar la cúrcuma y cocinar 2 minutos más. Remover del fuego. Añadir las cebollas de verdeo y dejar a un lado.

Precalentar el aceite en una sartén grande a fuego medio/alto. Añadir las cebollas y zanahoria y cocinar por 3-

4 minutos.

Agregar la carne y rociar con pimienta y orégano. Cocinar por 4-5 minutos. Remover del fuego y transferir a un plato.

Servir las pechugas con arroz.

Información nutricional por porción: Kcal: 456, Proteínas: 36.6g, Carbohidratos: 38.1g, Grasas: 16.7g

33. Magdalenas Verdes

Ingredientes:

2 tazas de harina de trigo

¼ taza de espinaca

1 cucharada de crema agria, baja en grasas

1 cucharada de polvo de hornear

1 taza de leche baja en grasas

2 huevos grandes

Preparación:

Precalentar el horno a 300°.

En un tazón grande, combinar la harina y polvo de hornear. Dejar a un lado.

En otro tazón, combinar los huevos, crema agria y leche. Batir bien y dejar a un lado.

Usando una batidora eléctrica, unir ambas mezclas. Finalmente, añadir la espinaca hasta obtener una masa suave.

Verter la masa en moldes de magdalenas. Llevar al horno por 20-25 minutos.

Servir caliente.

Información nutricional por porción: Kcal: 185, Proteínas: 8.6g, Carbohidratos: 31.7g, Grasas: 4.2g

34.   Estofado de Tomate y Berenjena

Ingredientes:

2 tomates grandes, sin piel y en cubos

1 berenjena pequeña, en trozos

1 pimiento rojo mediano, en trozos

1 taza de batatas, en trozos

2 dientes de ajo, aplastados

3 cucharadas de aceite de oliva

½ cucharadita de pimienta negra, molida

1 cucharadita de sal

Preparación:

Pelar las berenjenas y trozarlas. Poner en un tazón grande y rociar con sal. Dejar reposar por 15 minutos. Lavar bien y secar con papel de cocina. Dejar a un lado.

Lavar, pelar y trozar los vegetales. Llevar a una olla presión junto con las berenjenas. Rociar con pimienta y verter agua hasta cubrir.

Tapar y cocinar por 2 horas a fuego mínimo, revolviendo ocasionalmente.

Información nutricional por porción: Kcal: 153, Proteínas: 2.3g, Carbohidratos: 18.9g, Grasas: 8.8g

35. Filetes de Caballa Marinados

Ingredientes:

1 libra de filetes de caballa

4 dientes de ajo, aplastados

2 cucharadas de perejil fresco, picado fino

½ taza de aceite de oliva

2 cucharadas de jugo de limón, recién exprimido

¼ cucharadita de pimienta negra molida fresca

1 cucharada de romero fresco, picado

1 cucharadita de vinagre balsámico

Preparación:

En un tazón grande, combinar el ajo, aceite, limón, pimienta, romero y vinagre. Mezclar bien y remojar los filetes en la marinada. Cubrir con papel film y refrigerar por 30 minutos.

Precalentar el grill a temperatura media/alta. Grillar los filetes por 4-5 minutos de cada lado.

Servir el pescado con vegetales hervidos o asados.

Información nutricional por porción: Kcal: 490, Proteínas: 36.5g, Carbohidratos: 2.5g, Grasas: 36.6g

36. Sopa Crema Verde

Ingredientes:

1 taza de brócoli fresco, en trozos

1 taza de coliflor, en trozos

4 cucharadas de perejil fresco, picado fino

¼ cucharadita de ají picante, molido

1 cucharadita de tomillo seco, molido

½ taza de leche baja en grasas

Preparación:

Poner el brócoli y coliflor en una olla profunda. Añadir agua hasta cubrir los ingredientes y hervir. Cocinar por 5 minutos. Remover del fuego y colar. Dejar reposar.

Transferir el brócoli y coliflor a una licuadora. Añadir ½ taza de agua y rociar con ají picante. Procesar hasta que sea puré y transferir a una olla limpia.

Añadir 2 tazas de agua y rociar con perejil picado. Hervir y reducir el fuego al mínimo. Cocinar por 2 minutos. Agregar la leche y revolver. Cocinar hasta que caliente.

Servir caliente.

Información nutricional por porción: Kcal: 490, Proteínas: 36.5g, Carbohidratos: 2.5g, Grasas: 36.6g

37. Ensalada Mediterránea Fresca

Ingredientes:

2 tomates grandes, en trozos

1 taza de Lechuga Romana, en trozos

1 pimiento verde grande, en rodajas

1 cebolla morada pequeña, en rodajas

1 pepino pequeño, en rodajas

1 cucharada de vinagre balsámico

3 cucharadas de aceite de oliva extra virgen

1 cucharada de perejil fresco, picado fino

1 cucharadita de Mezcla de sazón italiano

Preparación:

Lavar los tomates y ponerlos en un tazón de ensalada grande. Cortarlos en trozos pequeños.

Lavar la lechuga bajo agua fría y colar. Trozar y añadirla al tazón.

Lavar el pimiento y cortarlo por la mitad. Remover las

semillas y cortar en rodajas. Añadirlo al tazón.

Lavar el pepino y cortarlo en rodajas finas. Añadirlo al tazón.

Combinar el vinagre balsámico, aceite de oliva, perejil y mezcla de sazón italiano. Verter sobre la ensalada. Sacudir para combinar.

Refrigerar por 15 minutos antes de servir.

Información nutricional por porción: Kcal: 238, Proteínas: 1.9g, Carbohidratos: 10.7g, Grasas: 10.9g

38.   Ternera Grillada con Palta y Champiñones

Ingredientes:

1 libra de carne magra, en trozos pequeños

1 taza de champiñones Cremini, en trozos

1 taza de palta, sin piel y en trozos

1 taza de lechuga de cordero

1 tomate mediano, en trozos

1 cucharadita de tomillo seco, molido

¼ cucharadita de pimienta negra, molida

3 cucharadas de aceite de oliva

Preparación:

Lavar la carne bajo agua fría y secar con papel de cocina. Trozar en piezas pequeñas y dejar a un lado.

Precalentar el aceite en una sartén antiadherente grande a fuego medio/alto. Añadir la carne y rociar con pimienta. Cocinar por 5 minutos y agregar los champiñones. Rociar con tomillo y cocinar 7-10 minutos más. Remover del fuego y dejar a un lado.

Combinar la palta, tomate y lechuga en un plato. Agregar la carne y champiñones y servir inmediatamente.

Información nutricional por porción: Kcal: 373, Proteínas: 29.1g, Carbohidratos: 5.7g, Grasas: 26.3g

39. Ensalada de Espinaca y Zanahoria

Ingredientes:

2 zanahorias grandes, en rodajas

½ taza de espinaca fresca, en trozos grandes

1 tomate grande, en trozos

2 onzas de arándanos

4 cucharadas de jugo de limón, recién exprimido

2 cucharadas de jugo de naranja, recién exprimido

¼ cucharadita de comino, molido

1 cucharadita de mostaza amarilla

Preparación:

En un tazón pequeño, combinar el jugo de limón, jugo de naranja, comino y mostaza amarilla. Revolver bien y dejar a un lado.

En un tazón de ensalada grande, combinar las zanahorias, espinaca, tomate y arándanos. Revolver y rociar con la marinada. Sacudir para cubrir.

Refrigerar por 10 minutos antes de servir.

Información nutricional por porción: Kcal: 81, Proteínas: 2.3g, Carbohidratos: 17.5g, Grasas: 0.7g

40. Avena con Nuez

Ingredientes:

1 cucharada de nueces, en trozos

1 taza de avena

1 taza de agua

1 cucharada de miel

¼ taza de dátiles, en trozos

½ taza de crema agria, baja en grasas

Preparación:

Combinar el agua y avena en una olla pequeña a fuego medio/alto. Hervir y cocinar por 2 minutos. Remover del fuego y dejar enfriar completamente.

Combinar las nueces, dátiles, miel y crema agria en un tazón. Agregar la avena y transferir a tazones para servir.

Información nutricional por porción: Kcal: 397, Proteínas: 8.7g, Carbohidratos: 55.9g, Grasas: 17.1g

41. Batido de Granada y Almendra

Ingredientes:

1 granada mediana

1 taza de yogurt, bajo en grasas

2 cucharadas de jugo de limón, recién exprimido

1 cucharada de miel

1 cucharada de almendras, trozadas

Preparación:

Cortar la parte superior de la granada. Remover las semillas y transferir la granada a una procesadora.

Añadir el yogurt, jugo de limón y miel. Pulsar hasta que esté cremoso y transferir a vasos. Cubrir con almendras y refrigerar por 20 minutos antes de servir.

Información nutricional por porción: Kcal: 190, Proteínas: 8.3g, Carbohidratos: 31.2g, Grasas: 3.1g

42.   Huevos Revueltos con Pollo

Ingredientes:

10 onzas de filetes de pollo

4 huevos grandes

1 cebolla morada pequeña, picada fina

1 pimiento rojo mediano, en trozos

2 cucharadas de aceite de oliva

1 cucharada de perejil fresco, picado fino

1 cucharadita de tomillo seco, molido

Preparación:

En un tazón mediano, batir los huevos y perejil. Dejar a un lado.

Precalentar el aceite en una sartén grande a fuego medio/alto. Añadir las cebollas y pimiento y cocinar 3 minutos. Agregar el pollo y cocinar por 5 minutos más, revolviendo ocasionalmente.

Verter la mezcla de huevo y esparcir bien. Cocinar por 3-4 minutos.

Servir inmediatamente.

Información nutricional por porción: Kcal: 378, Proteínas: 36.5g, Carbohidratos: 6g, Grasas: 23.1g

43.   Untado de Porotos

Ingredientes:

1 libra de porotos, pre cocidos

1 taza de maíz dulce

2 tomates grandes, en cubos

4 cucharadas de pasta de tomate

½ cucharadita de orégano seco, molido

3 cucharadas de aceite de oliva

¼ cucharadita de pimienta negra, molida

Preparación:

Remojar los porotos por la noche. Lavar y colar bien, y llevar a una olla profunda. Añadir 6 tazas de agua y hervir. Reducir el fuego al mínimo y cocinar por 1 hora. Remover del fuego, colar y dejar a un lado.

Precalentar el aceite en una sartén grande a fuego medio/alto. Añadir los tomates, pasta de tomate y ½ taza de agua. Rociar con pimienta y orégano a gusto, y revolver bien. Cocinar por 5 minutos, revolviendo constantemente.

Poner los porotos en una procesadora y añadir 2 cucharadas de mezcla de tomates y 2 cucharadas de agua. Pulsar hasta que se incorpore bien. Transferir a la sartén con las papas y revolver. Añadir el maíz y cocinar por 5 minutos más, revolviendo constantemente.

Remover el fuego y dejar enfriar completamente. Refrigerar por 30 minutos antes de servir.

Información nutricional por porción: Kcal: 268, Proteínas: 14.2g, Carbohidratos: 41.8g, Grasas: 6.2g

44.   Batata con Verdes de Ensalada

Ingredientes:

1 taza de batata, en trozos

1 taza de verdes de ensalada, en trozos

1 zanahoria grande, en rodajas

1 cebolla pequeña, picada fina

2 dientes de ajo, aplastados

2 cucharadas de aceite de oliva

Preparación:

Lavar los verdes bien bajo agua fría. Trozarlos y dejar a un lado.

Pelar las batatas y trozarlas. Rellenar un vaso medidor y reservar el resto para otra receta. Ponerlas en una olla de agua hirviendo y cocinar por 15 minutos. Remover del fuego y colar.

Precalentar el aceite en una sartén grande a fuego medio/alto. Añadir el ajo, zanahoria y cebolla, y cocinar por 3 minutos. Agregar las batatas y verdes de ensalada, y cocinar por 5 minutos más. Remover del fuego y servir inmediatamente.

Información nutricional por porción: Kcal: 250, Proteínas: 3.4g, Carbohidratos: 29.7g, Grasas: 14.4g

45.   Sardinas Marinadas

Ingredientes:

1 libra de sardinas frescas, limpias

1 cucharadita de romero seco, picado

1 cucharada de perejil fresco, picado fino

1 taza de aceite de oliva

2 dientes de ajo, aplastados

¼ cucharadita de pimienta negra, molida

2 cucharadas de jugo de limón, recién exprimido

Preparación:

Poner el pescado en un colador grande y lavar bajo agua fría. Secar con papel de cocina y dejar a un lado.

En un tazón grande, combinar el aceite, perejil, romero, ajo, pimienta y jugo de limón. Revolver bien y remojar el pescado en la marinada. Tapar y refrigerar por 1 hora.

Precalentar el grill a temperatura media/alta. Grillar el pescado por 3-4 minutos de cada lado. Cepillar con marinada mientras se cocina.

Remover y servir con ensalada de papa o vegetales al vapor.

Información nutricional por porción: Kcal: 442, Proteínas: 37.5g, Carbohidratos: 1.3g, Grasas: 31.5g

46.   Cazuela Verde

Ingredientes:

1 taza de col rizada, en trozos

1 taza de verdes de ensalada, en trozos

1 tomate grande, en cubos

½ taza de queso crema bajo en grasas

½ taza de leche baja en grasas

4 huevos grandes, batidos

1 cucharadita de orégano seco, molido

1 cucharada de perejil fresco, picado fino

¼ cucharadita de pimienta roja molida

Preparación:

Precalentar el horno a 400°.

Poner papel de hornear en una cazuela mediana y dejar a un lado.

Combinar los verdes de ensalada y col rizada en un colador. Lavar bien bajo agua fría. Trozar y poner en una olla profunda. Añadir 2 tazas de agua y hervir. Reducir el fuego al mínimo y cocinar por 5 minutos. Remover del fuego.

Colar y transferir a una cazuela junto con el tomate. Dejar a un lado.

Batir los huevos con leche y queso en un tazón mediano. Rociar con orégano, perejil y pimienta, y mezclar con una batidora eléctrica. Verter la mezcla sobre los vegetales y llevar al horno.

Hornear por 20 minutos. Remover y dejar reposar antes de cortar y servir.

Información nutricional por porción: Kcal: 211, Proteínas: 10.8g, Carbohidratos: 7.7g, Grasas: 15.9g

47.   Filetes de Carne Molida

Ingredientes:

1 libra de carne magra molida

½ taza de pan rallado

2 rebanadas de pan de trigo

1 cebolla pequeña, picada fina

1 pimiento rojo mediano, picado fino

2 huevos grandes

2 cucharadas de perejil fresco, picado fino

¼ cucharadita de pimienta negra, molida

Preparación:

Precalentar el horno a 375°. Poner papel de hornear en una fuente grande y dejar a un lado.

Remojar las rebanadas de pan en ½ taza de agua por 1 minuto. Remover el agua con las manos y llevar a un tazón grande. Añadir la carne, cebolla, pimiento rojo, huevos, perejil y pimienta. Revolver con las manos hasta obtener una masa.

Esparcir el pan rallado en una fuente de hornear. Formar filetes pequeños y pasarlos por pan rallado.

Poner los filetes en la fuente preparada y llevar al horno por 30 minutos. Remover y servir caliente.

Información nutricional por porción: Kcal: 329, Proteínas: 40.2g, Carbohidratos: 16.3g, Grasas: 10.5g

48. Verdes Estofados

Ingredientes:

7 onzas de col rizada, en trozos

7 onzas de verdes de ensalada, en trozos

7 onzas de puerros, en trozos

4 dientes de ajo, aplastados

1 cebolla pequeña

2 cucharadas de aceite de oliva

1 cucharada de vinagre balsámico

¼ cucharadita de pimienta negra, molida

Preparación:

Combinar la col rizada, verdes de ensalada y puerros en un colador grande. Lavar bien y trozarlos. Dejar a un lado.

Poner los verdes en una olla profunda. Añadir agua hasta cubrir y hervir. Cocinar por 2 minutos y remover del fuego. Colar y dejar a un lado.

Precalentar el aceite en una sartén grande a fuego

medio/alto. Añadir las cebollas y ajo y freír hasta que trasluzcan. Agregar los verdes y rociar con vinagre. Sazonar con pimienta a gusto y reducir el fuego al mínimo. Cocinar por 4-5 minutos. Remover y servir.

Información nutricional por porción: Kcal: 188, Proteínas: 4.9g, Carbohidratos: 23.6g, Grasas: 10g

49. Filetes de Pavo Rojos

Ingredientes:

1 libra de filetes de pavo

1 cucharadita de pimienta cayena, molida

½ cucharadita de tomillo seco

1 taza de caldo de pollo

2 cucharadas de harina de trigo

2 cucharadas de aceite de oliva

1 cucharadita de vinagre balsámico

Preparación:

Lavar la carne bajo agua fría y secar con papel de cocina. Dejar a un lado.

En un tazón grande, combinar el caldo de pollo, harina, vinagre, pimienta cayena y tomillo. Revolver y dejar a un lado.

Precalentar el aceite en una sartén grande a fuego medio/alto. Añadir el ajo y freír por 3 minutos. Agregar la carne y cocinar 5 minutos de cada lado. Verter el caldo y continuar cocinando hasta que caliente.

Remover del fuego y servir inmediatamente.

Información nutricional por porción: Kcal: 277, Proteínas: 34.9g, Carbohidratos: 3.2g, Grasas: 13.2g

50. Omelette de Batata y Apio

Ingredientes:

1 taza de batatas, en trozos

1 taza de apio, en trozos

5 huevos grandes, batidos

2 cucharadas de leche baja en grasas

1 cucharada de perejil fresco, picado fino

1 cucharadita de aceite vegetal

Preparación:

Poner las batatas en una olla de agua hirviendo. Cocinar por 10 minutos. Remover del fuego y colar. Dejar enfriar.

En un tazón grande, batir los huevos con leche y perejil. Mezclar hasta que se incorpore bien y dejar a un lado.

Mientras tanto, precalentar el aceite en una sartén grande a fuego medio/alto. Añadir el apio y cocinar por 3-4 minutos. Verter la mezcla de huevo y continuar cocinando por 3-4 minutos.

Remover del fuego y doblar el Omelette por la mitad. Servir

inmediatamente

Información nutricional por porción: Kcal: 202, Proteínas: 11.8g, Carbohidratos: 16.2g, Grasas: 10.2g

JUGOS

1.   Jugo de Granada y Cantalupo

Ingredientes:

1 taza de semillas de granada

1 gajo grande de cantalupo

1 manzana verde pequeña, sin centro

1 nudo de jengibre pequeño, en rodajas

1 onza de agua

Preparación:

Cortar la parte superior de la granada y deslizar hacia las membranas blancas. Remover las semillas a un vaso medidor y dejar a un lado.

Cortar el cantalupo por la mitad. Remover las semillas y cortar un gajo grande. Pelar y trozar. Reservar el resto en la nevera.

Lavar la manzana y cortarla por la mitad. Remover el centro

y trozar. Dejar a un lado.

Pelar el jengibre y trozar. Dejar a un lado.

Combinar la granada, cantalupo, manzana y jengibre en una juguera. Pulsar y transferir a un vaso. Añadir agua para ajustar la acidez.

Refrigerar 10-15 minutos antes de servir.

Información nutricional por porción: Kcal: 162, Proteínas: 3.1g, Carbohidratos: 45.3g, Grasas: 1.5g

2.   Jugo de Cereza y Cantalupo

Ingredientes:

1 taza de cerezas

1 manzana verde grande, sin centro

1 taza de cantalupo, en trozos

1 zanahoria grande

2 onzas de agua

Preparación:

Poner las cerezas en un colador y lavar bajo agua fría. Colar y cortar por la mitad. Remover los carozos y dejar a un lado.

Lavar la manzana y remover el centro. Trozar y dejar a un lado.

Cortar el cantalupo por la mitad. Remover las semillas y cortar dos gajos grandes. Pelar y trozar. Reservar el resto en la nevera.

Lavar la zanahoria y cortarla en rodajas gruesas. Dejar a un lado.

Combinar las cerezas, manzana, cantalupo y zanahoria en

una juguera, y pulsar.

Transferir a un vaso y añadir el agua. Agregar hielo o refrigerar antes de servir.

Información nutricional por porción: Kcal: 249, Proteínas: 4.5g, Carbohidratos: 72.3g, Grasas: 1.1g

3. Jugo de Frutilla y Arándanos Agrios

Ingredientes:

1 taza de frutillas

1 manzana Fuji grande, sin centro

1 taza de arándanos agrios

1 zanahoria grande

1 limón grande

1 naranja grande

Preparación:

Combinar las frutillas y arándanos agrios en un colador, y lavar bajo agua fría. Colar y cortar por la mitad. Dejar a un lado.

Lavar la manzana y remover el centro. Trozar y dejar a un lado.

Lavar la zanahoria y cortarla en rodajas gruesas. Dejar a un lado.

Pelar el limón y cortarlo por la mitad. Dejar a un lado.

Pelar la naranja y dividirla en gajos. Dejar a un lado.

Procesar las frutillas, manzana, arándanos agrios, zanahorias, limón y naranja en una juguera. Transferir a vasos y añadir el agua.

Agregar algunos cubos de hielo o refrigerar 15 minutos antes de servir.

Información nutricional por porción: Kcal: 268, Proteínas: 5.6g, Carbohidratos: 89.1g, Grasas: 1.6g

4.   Jugo de Brócoli y Calabaza

Ingredientes:

1 taza de brócoli, en trozos

1 taza de calabaza, en cubos

1 limón entero, sin piel

1 taza de hinojo, en trozos

1 taza de pepino, en rodajas

Preparación:

Lavar el brócoli y recortar las hojas externas. Trozar y rellenar un vaso medidor. Reservar el resto.

Cortar la parte superior de la calabaza. Cortar por la mitad y remover las semillas. Cortar un gajo grande y pelarlo. Trozar y rellenar un vaso medidor. Reservar el resto en la nevera.

Pelar el limón y cortarlo por la mitad. Dejar a un lado.

Recortar las capas marchitas del hinojo. Trozarlo y rellenar un vaso medidor. Reservar el resto.

Lavar el pepino y cortarlo en rodajas. Rellenar un vaso

medidor y reservar el resto en la nevera. Dejar a un lado.

Combinar el brócoli, calabaza, limón, hinojo y pepino en una juguera, y pulsar. Transferir a un vaso y añadir hielo picado.

Servir inmediatamente.

Información nutricional por porción: Kcal: 196, Proteínas: 2.8g, Carbohidratos: 55.5g, Grasas: 1.3g

5.   Jugo de Bayas y Remolacha

Ingredientes:

1 taza de moras

1 taza de arándanos

1 taza de albahaca fresca

1 remolacha grande, recortada

2 onzas de agua de coco

Preparación:

Combinar las moras y arándanos en un colador y lavar bajo agua fría. Dejar a un lado.

Lavar la remolacha y recortar las puntas. Trozar y dejar a un lado.

Lavar la albahaca y romper con las manos.

Combinar las moras, arándanos, remolacha y albahaca en una juguera, y pulsar.

Transferir a un vaso y añadir el agua de coco.

Agregar hielo y servir inmediatamente.

Información nutricional por porción: Kcal: 142, Proteínas: 5.2g, Carbohidratos: 44.8g, Grasas: 1.5g

6.   Jugo de Palta y Rábano

Ingredientes:

1 taza de palta, en cubos

3 rábanos grandes, en trozos

1 calabacín pequeño, en rodajas

1 taza de apio, en trozos

1 taza de pepino, en rodajas

¼ cucharadita de sal

1 onza de agua

Preparación:

Pelar la palta y cortarla por la mitad. Remover el carozo y cortar en cubos. Rellenar un vaso medidor y reservar el resto.

Lavar los rábanos y trozar. Dejar a un lado.

Lavar el calabacín y cortar en rodajas. Dejar a un lado.

Lavar el apio y trozarlo. Dejar a un lado.

Lavar el pepino y cortarlo en rodajas finas. Rellenar un vaso medidor y reservar el resto. Dejar a un lado.

Combinar la palta, rábanos, calabacín, apio y pepino en una juguera, y pulsar. Transferir a un vaso y añadir la sal y agua.

Servir frío.

Información nutricional por porción: Kcal: 235, Proteínas: 5.6g, Carbohidratos: 22.3g, Grasas: 22.6g

7.   Jugo Verde de Cayena

Ingredientes:

1 taza de brócoli fresco

1 zanahoria grande

1 puerro grande

1 taza de col rizada, en trozos

1 lima grande, sin piel

1 limón grande, sin piel

1 pepino grande

¼ cucharadita de Pimienta cayena, molida

Preparación:

Lavar el brócoli y trozarlo. Dejar a un lado.

Lavar la zanahoria y pepino, y cortar en rodajas finas. Dejar a un lado.

Lavar la col rizada y apio bajo agua fría. Trozar y dejar a un lado.

Pelar el limón y lima, y cortarlos por la mitad. Dejar a un

lado.

Procesar el brócoli, zanahoria, col rizada, puerro, limón y lima en una juguera.

Transferir a un vaso y añadir la pimienta cayena para más sabor.

Refrigerar 30 minutos antes de servir.

Información nutricional por porción: Kcal: 174, Proteínas: 10.2g, Carbohidratos: 51.4g, Grasas: 1.9g

8. Jugo de Guayaba y Calabaza

Ingredientes:

1 taza de calabaza, en trozos

1 guayaba grande

1 zanahoria grande

1 pepino grande

1 naranja grande

1 cucharada de miel

Preparación:

Pelar la calabaza y remover las semillas. Cortar en cubos pequeños y reservar el resto en la nevera.

Pelar y trozar la guayaba. Dejar a un lado.

Lavar la zanahoria y pepino, y cortar en rodajas finas. Dejar a un lado.

Combinar la calabaza, guayaba, zanahoria y pepino en una juguera, y pulsar.

Transferir a vasos y añadir la miel.

Agregar hielo y servir inmediatamente.

Información nutricional por porción: Kcal: 266, Proteínas: 7.2g, Carbohidratos: 80.7g, Grasas: 1.4g

9. Jugo de Arándanos y Pepino

Ingredientes:

1 taza de arándanos

1 taza de pepino, en rodajas

1 taza de frutillas, en trozos

1 taza de menta fresca, en trozos

1 zanahoria grande, en rodajas

¼ cucharadita de canela, molida

Preparación:

Lavar los arándanos en un colador pequeño. Colar y dejar a un lado.

Lavar el pepino y cortarlo en rodajas. Rellenar un vaso medidor y reservar el resto en la nevera.

Lavar las frutillas y remover las hojas. Trozar y dejar a un lado.

Lavar la menta bajo agua fría. Colar y trozar. Dejar a un lado.

Lavar y pelar la zanahoria. Cortar en rodajas finas y dejar a un lado.

Combinar los arándanos, pepino, frutillas, menta y zanahoria en una juguera. Pulsar.

Transferir a un vaso y añadir la canela. Agregar hielo picado y servir inmediatamente.

Información nutricional por porción: Kcal: 141, Proteínas: 4g, Carbohidratos: 45g, Grasas: 1.3g

10. Jugo Espeso de Banana

Ingredientes:

2 bananas grandes

1 taza de uvas

1 cucharadita de extracto puro de vainilla, sin azúcar

½ taza de leche de coco, sin azúcar

Preparación:

Pelar las bananas y trozarlas. Dejar a un lado.

Lavar las uvas bajo agua fría. Colar y dejar a un lado.

Combinar las bananas y uvas en una juguera, y pulsar. Transferir a un vaso y añadir la leche de coco y extracto de vainilla.

Agregar hielo y servir.

Información nutricional por porción: Kcal: 293, Proteínas: 7.5g, Carbohidratos: 77.9g, Grasas: 4g

11. Jugo Veraniego de Guayaba

Ingredientes:

1 taza de trozos de ananá

1 guayaba entera, en trozos

2 tazas de acelga, en trozos

2 limones enteros, sin piel

½ taza de agua de coco, sin endulzar

Preparación:

Cortar la parte superior del ananá y trozarlo. Reservar el resto en la nevera.

Lavar la guayaba y trozarla. Reservar el resto en la nevera.

Lavar la acelga bajo agua fría, y dejar a un lado.

Pelar y cortar los limones por la mitad. Dejar a un lado.

Procesar el ananá, guayaba, acelga y limones en una juguera. Transferir a un vaso y añadir el agua de coco.

Agregar hielo y servir inmediatamente.

Información nutricional por porción: Kcal: 130, Proteínas: 4.8g, Carbohidratos: 43g, Grasas: 1.2g

12.   Jugo de Coliflor y Tomate

Ingredientes:

1 taza de coliflor, en trozos

1 tomate mediano, en trozos

½ taza de cebollas de verdeo, en trozos

½ taza de albahaca, en trozos

1 taza de pepino, en rodajas

1 onza de agua

Preparación:

Recortar las hojas externas de la coliflor. Lavar y trozar. Rellenar un vaso medidor y reservar el resto. Dejar a un lado.

Lavar el tomate y ponerlo en un tazón pequeño. Trozar y reservar el jugo. Dejar a un lado.

Lavar las cebollas de verdeo y albahaca. Trozar y dejar a un lado.

Lavar el pepino y cortarlo en rodajas finas. Rellenar un vaso medidor y reservar el resto. Dejar a un lado.

Combinar la coliflor, tomate, cebollas de verdeo, albahaca y pepino en una juguera, y pulsar. Transferir a un vaso y añadir el agua.

Servir frío.

Información nutricional por porción: Kcal: 51, Proteínas: 4.4g, Carbohidratos: 13.9g, Grasas: 0.7g

13. Jugo Fresco de Manzana y Pepino

Ingredientes:

3 manzanas Granny Smith grandes, sin centro

1 limón grande, sin piel

4 tazas de pepino

¼ taza de agua

1 cucharada de miel líquida

Preparación:

Lavar las manzanas y remover el centro. Trozar y dejar a un lado.

Pelar el limón y cortarlo por la mitad. Dejar a un lado. Lavar el pepino y cortarlo en rodajas gruesas. Dejar a un lado.

Combinar las manzanas, limón y pepino en una juguera, y pulsar. Transferir a un vaso y añadir el agua y miel líquida.

Decorar con menta fresca. Agregar algunos cubos de hielo antes de servir.

Información nutricional por porción: Kcal: 327, Proteínas: 4.7g, Carbohidratos: 97g, Grasas: 1.5g

14.   Jugo de Zanahoria y Apio

Ingredientes:

1 zanahoria grande, en rodajas

1 taza de apio, en trozos

1 limón entero, sin piel

1 manzana Dorada Deliciosa pequeña, sin centro

¼ cucharadita cúrcuma, molida

¼ cucharadita jengibre, molido

Preparación:

Lavar y pelar la zanahoria. Cortar en rodajas y dejar a un lado.

Lavar el apio y trozarlo. Dejar a un lado.

Pelar el limón y cortarlo por la mitad. Dejar a un lado.

Lavar la manzana y cortarla por la mitad. Remover el centro y trozar. Dejar a un lado.

Combinar la zanahoria, apio, limón y manzana en una juguera, y pulsar. Transferir a un vaso y añadir el agua, cúrcuma y jengibre.

Servir inmediatamente.

Información nutricional por porción: Kcal: 105, Proteínas: 2.4g, Carbohidratos: 32.8g, Grasas: 0.7g

15. Jugo Verde de Kiwi

Ingredientes:

3 kiwis grandes, sin piel

1 taza de col rizada, en trozos

1 taza de arándanos agrios

1 cucharadita de azúcar de coco pura

Preparación:

Pelar los kiwis y cortarlos por la mitad. Dejar a un lado.

Lavar la col rizada y romper con las manos. Dejar a un lado.

Lavar los arándanos agrios bajo agua fría. Colar y dejar a un lado.

Combinar los kiwis, col rizada y arándanos agrios en una juguera. Transferir a un vaso y añadir el agua de coco.

Agregar hielo y servir.

Información nutricional por porción: Kcal: 153, Proteínas: 5.6g, Carbohidratos: 48.4g, Grasas: 1.8g

16. Jugo de Palta

Ingredientes:

1 palta entera, en trozos

7 onzas de alcachofas, en trozos

1 limón mediano, sin piel

1 taza de repollo rojo, en trozos

1 taza de repollo verde, en trozos

Preparación:

Pelar la palta y cortarla por la mitad. Remover el carozo y trozar. Dejar a un lado.

Recortar las hojas externas de la alcachofa. Trozar y dejar a un lado.

Pelar el limón y cortarlo por la mitad. Dejar a un lado.

Combinar el repollo rojo y verde en un colador, y lavar bajo agua fría. Colar y romper con las manos. Dejar a un lado.

Combinar la palta, alcachofa, limón y repollos en una juguera, y pulsar.

Transferir a un vaso y añadir hielo antes de servir.

Información nutricional por porción: Kcal: 353, Proteínas: 12.3g, Carbohidratos: 51g, Grasas: 30g

17. Jugo de Remolacha y Frambuesa

Ingredientes:

1 taza de remolachas, en rodajas

1 taza de frambuesas

1 limón entero, sin piel

1 pera mediana, en trozos

1 onza de agua

Preparación:

Lavar las remolachas y recortar las partes verdes. Cortar en rodajas finas y rellenar un vaso medidor. Reservar el resto.

Lavar las frambuesas usando un colador. Colar y dejar a un lado.

Pelar el limón y cortarlo por la mitad. Dejar a un lado.

Lavar la pera y cortar por la mitad. Remover el centro y trozar. Dejar a un lado.

Combinar las remolachas, frambuesas, limón y pera en una juguera, y pulsar. Transferir a un vaso y añadir el agua.

Refrigerar 10 minutos antes de servir.

Información nutricional por porción: Kcal: 165, Proteínas: 4.9g, Carbohidratos: 60.2g, Grasas: 1.4g

18. Jugo de Frambuesa y Palta

Ingredientes:

2 tazas de frambuesas frescas

1 taza de palta, en rodajas

1 taza de col rizada, en trozos

½ taza de agua de coco pura, sin endulzar

1 cucharadita de azúcar de coco

Preparación:

Lavar las frambuesas bajo agua fría y dejar a un lado.

Pelar la palta y cortarla por la mitad. Remover el carozo y trozar. Rellenar un vaso medidor y reservar el resto. Dejar a un lado. Lavar la col rizada y romper con las manos. Dejar a un lado.

Combinar las frambuesas, palta y col rizada en una juguera, y pulsar.

Transferir a un vaso y añadir hielo antes de servir.

Información nutricional por porción: Kcal: 351, Proteínas: 17.3g, Carbohidratos: 65.2g, Grasas: 25.4g

19.   Jugo de Kiwi y Damasco

Ingredientes:

2 kiwis enteros, sin piel y por la mitad

3 damascos enteros, en trozos

1 manzana verde grande, sin centro

1 banana entera, en trozos

Preparación:

Pelar el kiwi y cortarlo por la mitad. Dejar a un lado.

Lavar los damascos y cortarlos por la mitad. Remover los carozos y trozar. Dejar a un lado.

Lavar la manzana y cortarla por la mitad. Remover el centro y trozar. Dejar a un lado. Pelar la banana y trozarla. Dejar a un lado.

Combinar el kiwi, damascos, manzana y banana en una juguera, y pulsar. Transferir a un vaso y añadir hielo. Servir inmediatamente.

Información nutricional por porción: Kcal: 313, Proteínas: 5.4g, Carbohidratos: 91g, Grasas: 1.9g

20. Jugo de Pera y Damasco

Ingredientes:

1 pera grande, en trozos

3 damascos enteros, sin carozo

1 taza de semillas de granada

1 naranja mediana, en gajos

¼ cucharadita de canela, molida

Preparación:

Lavar la pera y cortarla por la mitad. Trozar y dejar a un lado.

Lavar los damascos y cortarlos por la mitad. Remover los carozos y trozar. Dejar a un lado.

Cortar la parte superior de la granada y deslizar hacia las membranas blancas. Remover las semillas a un vaso medidor y dejar a un lado.

Pelar la naranja y dividirla en gajos. Cortar cada gajo por la mitad y dejar a un lado.

Combinar la pera, damascos, semillas de granada y naranja

en una juguera. Pulsar y transferir a un vaso. Añadir la canela.

Refrigerar 10 minutos antes de servir.

Información nutricional por porción: Kcal: 253, Proteínas: 4.9g, Carbohidratos: 78.3g, Grasas: 1.9g

21. Jugo de Puerro y Rábano

Ingredientes:

2 puerro grandes, en trozos

3 rábanos grandes, en trozos

2 tazas de verdes de remolacha, en trozos

1 taza de verdes de ensalada, en trozos

1 pepino grande

½ cucharadita de Sal Himalaya

¼ cucharadita de Pimienta cayena, molida

3 onzas de agua

Preparación:

Lavar los puerros y trozarlos. Dejar a un lado.

Lavar los rábanos y recortar las partes verdes. Cortar por la mitad y dejar a un lado.

Combinar los verdes de remolacha y verdes de ensalada en un colador. Lavar bajo agua fría, colar y dejar a un lado.

Lavar el pepino y cortarlo en rodajas. Dejar a un lado.

Combinar los puerros, rábanos, verdes de remolacha, verdes de ensalada y pepino en una juguera, y pulsar.

Transferir a un vaso y añadir la sal, pimienta cayena y agua.

Refrigerar 15 minutos antes de servir.

Información nutricional por porción: Kcal: 148, Proteínas: 7.6g, Carbohidratos: 42.3g, Grasas: 1.2g

22.   Jugo de Duraznos y Espárragos

Ingredientes:

1 durazno grande

1 taza de espárragos frescos, en trozos

1 taza de verdes de ensalada

1 pomelo grande, sin piel

1 taza de Lechuga romana, rallada

1 taza de hinojo, en rodajas

Preparación:

Lavar el durazno y cortarlo por la mitad. Remover el carozo y trozar. Dejar a un lado.

Combinar los verdes de ensalada y lechuga en un colador, y lavar bajo agua fría. Romper con las manos y dejar a un lado.

Pelar el pomelo y trozarlo. Dejar a un lado.

Lavar le bulbo de hinojo y recortar las capas externas. Trozar y dejar a un lado.

Lavar los espárragos y recortar las puntas. Trozar y dejar a un lado.

Combinar el durazno, verdes de ensalada, lechuga, pomelo e hinojo en una juguera, y pulsar.

Transferir a un vaso y añadir hielo antes de servir.

Información nutricional por porción: Kcal: 187, Proteínas: 9.1g, Carbohidratos: 57.9g, Grasas: 1.4g

23.   Jugo Invernal de Calabaza

Ingredientes:

2 tazas de calabaza, sin semillas

2 zanahorias grandes

1 manzana Granny Smith grande

1 rodaja de jengibre pequeña

Preparación:

Pelar la calabaza y remover las semillas. Cortar en cubos y rellenar un vaso medidor. Reservar el resto en la nevera.

Lavas las zanahorias y cortar en rodajas gruesas. Dejar a un lado.

Lavar la manzana y remover el centro. Trozar y dejar a un lado. Pelar la rodaja de jengibre y dejar a un lado.

Procesar la calabaza, zanahorias, manzana y jengibre en una juguera.

Transferir a un vaso y refrigerar antes de servir.

Información nutricional por porción: Kcal: 246, Proteínas: 5.1g, Carbohidratos: 75g, Grasas: 1.1g

24. Jugo de Pomelo y Frambuesa

Ingredientes:

1 pomelo grande

1 taza de frambuesas

1 limón grande

1 lima grande

1 manzana amarilla mediana, sin centro

4 onzas de agua de coco

Preparación:

Pelar el pomelo y dividirlo en gajos. Dejar a un lado.

Poner las frambuesas en un colador, y lavar bajo agua fría. Colar y dejar a un lado.

Pelar el limón y lima. Cortarlos por la mitad y dejar a un lado.

Lavar la manzana y remover el centro. Trozar y dejar a un lado.

Combinar el pomelo, frambuesas, limón, lima y manzana

en una juguera, y pulsar. Transferir a un vaso y añadir el agua de coco.

Agregar hielo y servir inmediatamente.

Nota:

El limón y la lima contienen altas cantidades de citratos, asique añada más agua de lo normal.

Información nutricional por porción: Kcal: 240, Proteínas: 4.6g, Carbohidratos: 76g, Grasas: 1.6g

25. Jugo Fresco de Uvas

Ingredientes:

2 tazas de uvas

1 taza de col rizada, en trozos

1 pomelo entero, sin piel

1 taza de berro, en trozos

½ taza de agua

Preparación:

Poner las uvas en un colador, y lavar bajo agua fría. Dejar a un lado.

Combinar la col rizada y berro en un colador, y lavar. Trozar y dejar a un lado.

Lavar el pomelo y trozar. Dejar a un lado. Procesar las uvas, col rizada, berro y pomelo en una juguera. Transferir a un vaso y añadir el agua.

Refrigerar 20 minutos antes de servir.

Información nutricional por porción: Kcal: 231, Proteínas: 6.7g, Carbohidratos: 64g, Grasas: 1.6g

26. Jugo de Granada y Manzana

Ingredientes:

1 taza de semillas de granada

1 manzana Granny Smith mediana, sin centro

1 banana entera, en trozos

1 cucharada de miel líquida

1 onza de agua

Preparación:

Cortar la parte superior de la granada y deslizar hacia las membranas blancas. Remover las semillas a un vaso medidor y dejar a un lado.

Lavar la manzana y cortarla por la mitad. Remover el centro y trozar. Dejar a un lado. Pelar la banana y trozarla. Dejar a un lado. Combinar la granada, manzana y banana en una juguera, y pulsar. Transferir a un vaso y añadir la miel y agua.

Servir frío.

Información nutricional por porción: Kcal: 243, Proteínas: 3.6g, Carbohidratos: 70.1g, Grasas: 1.8g

27. Jugo de Pimiento y Brócoli

Ingredientes:

1 pimiento verde grande, en trozos

1 taza de brócoli, en trozos

1 taza de Brotes de Bruselas, por la mitad

1 lima entera, sin piel

2 zanahorias grandes, en rodajas

¼ cucharadita cúrcuma, molida

Preparación:

Lavar el pimiento y cortarlo por la mitad. Remover las semillas. Trozar y dejar a un lado.

Lavar el brócoli y brotes de Bruselas. Recortar las capas marchitas. Poner en una olla y añadir agua hasta cubrir. Hervir y remover del fuego. Colar y trozar. Dejar enfriar completamente.

Pelar la lima y cortarla por la mitad. Dejar a un lado.

Lavar y pelar las zanahorias. Cortar en rodajas finas y dejar a un lado.

Combinar el pimiento, brócoli, brotes de Bruselas, lima y zanahorias en una juguera, y pulsar. Transferir a un vaso y añadir la cúrcuma. Agregar agua de ser necesario.

Rociar con sal.

Información nutricional por porción: Kcal: 122, Proteínas: 8.5g, Carbohidratos: 39.1g, Grasas: 1.2g

28. Jugo de Chirivías y Calabacín

Ingredientes:

1 taza de chirivías, en trozos

1 calabacín grande, sin semillas

1 taza de batatas, en trozos

1 rodaja de jengibre, 1 pulgada

2 onzas de agua

Preparación:

Lavar las chirivías y recortar las partes verdes. Cortar en rodajas gruesas y rellenar un vaso medidor. Reservar el resto.

Pelar el calabacín y cortarlo por la mitad. Remover las semillas, trozar y dejar a un lado.

Pelar la batata y trozarla. Rellenar un vaso medidor y reservar el resto. Dejar a un lado.

Pelar el jengibre y dejar a un lado.

Procesar las chirivías, calabacín, batata y jengibre en una juguera.

Transferir a un vaso y añadir el agua

Refrigerar 10 minutos antes de servir.

Información nutricional por porción: Kcal: 216, Proteínas: 7.6g, Carbohidratos: 61.1g, Grasas: 1.5g

29.   Jugo de Ciruela y Durazno

Ingredientes:

5 ciruelas grandes, sin carozo

2 duraznos grandes, sin carozo

1 taza de semillas de granada

1 zanahoria grande

Preparación:

Lavar las ciruelas y duraznos. Remover los carozos y dejar a un lado.

Cortar la parte superior de la granada y deslizar hacia las membranas blancas. Remover las semillas a un tazón pequeño. Dejar a un lado.

Lavar la zanahoria y trozarla. Dejar a un lado.

Combinar las ciruelas, duraznos, semillas de granada y zanahoria en una juguera, y pulsar.

Transferir a un vaso y refrigerar 30 minutos antes de servir.

Información nutricional por porción: Kcal: 326, Proteínas: 7.6g, Carbohidratos: 94.2g, Grasas: 3.1g

30. Jugo Dulce de Mango

Ingredientes:

1 taza de mango, en trozos

1 taza de damascos, en rodajas

½ taza de agua de coco pura, sin endulzar

1 cucharada de azúcar de coco

Preparación:

Pelar el mango y trozarlo. Dejar a un lado.

Lavar los damascos y cortarlos por la mitad. Remover los carozos y trozar. Dejar a un lado.

Combinar el mango y damascos en una juguera, y pulsar.

Transferir a un vaso y añadir el agua de coco y azúcar de coco.

Agregar algunos cubos de hielo y servir inmediatamente.

Información nutricional por porción: Kcal: 155, Proteínas: 3.6g, Carbohidratos: 43g, Grasas: 1.2g

31. Jugo de Verdes de Mostaza y Manzana

Ingredientes:

1 taza de verdes de mostaza, en trozos

1 manzana Granny Smith, sin piel y sin centro

1 alcachofa grande, en trozos

1 taza de Brotes de Bruselas

½ cucharadita de canela molida fresca

½ taza de agua de coco pura, sin endulzar

1 cucharadita de néctar de agave

Preparación:

Lavar los verdes de mostaza y romper con las manos. Dejar a un lado.

Lavar la manzana y remover el centro. Trozar y dejar a un lado.

Recortar la hoja externa de la alcachofa. Trozar y dejar a un lado.

Lavar los brotes de Bruselas y recortar las capas externas.

Dejar a un lado.

Procesar los verdes de mostaza, manzana, alcachofa y brotes de Bruselas en una juguera.

Transferir a un vaso y añadir la canela, agua de coco y néctar de agave.

Agregar hielo y servir inmediatamente.

Información nutricional por porción: Kcal: 195, Proteínas: 13.7g, Carbohidratos: 63.4g, Grasas: 1.3g

32.   Jugo de Chirivías

Ingredientes:

1 taza de chirivías, en rodajas

1 banana entera, sin piel

1 naranja grande, sin piel

1 taza de coliflor, en trozos

Un puñado de menta fresca, en trozos

1 cucharadita de miel cruda

Preparación:

Lavar las chirivías y cortar en rodajas gruesas. Dejar a un lado.

Pelar la banana y trozarla. Dejar a un lado.

Pelar la naranja y dividirla en gajos. Dejar a un lado.

Recortar las hojas externas de la coliflor. Lavar y trozar. Reservar el resto en la nevera.

Procesar las chirivías, banana, naranja y coliflor en una juguera.

Transferir a vasos y añadir la miel. Rociar con menta y refrigerar 20 minutos antes de servir.

Información nutricional por porción: Kcal: 336, Proteínas: 8.5g, Carbohidratos: 103g, Grasas: 1.5g

33. Jugo de Frutilla y Espinaca

Ingredientes:

1 taza de frutillas, en trozos

1 taza de espinaca, en trozos

1 limón entero, sin piel

1 lima entera, sin piel

1 cucharada miel cruda

2 onzas de agua

Preparación:

Lavar las frutillas y remover las ramas. Trozar y dejar a un lado.

Lavar la espinaca bajo agua fría. Colar y trozar. Dejar a un lado.

Pelar el limón y lima, y cortarlos por la mitad. Dejar a un lado.

Combinar las frutillas, espinaca, limón y lima en una juguera, y pulsar. Transferir a un vaso y añadir el agua y miel.

Decorar con menta.

Refrigerar 15 minutos antes de servir.

Información nutricional por porción: Kcal: 81, Proteínas: 5.8g, Carbohidratos: 27.8g, Grasas: 1.4g

34. Jugo de Calabaza y Romero

Ingredientes:

1 taza de calabaza, en cubos

1 pimiento amarillo grande, sin semillas

1 naranja grande, sin piel

1 lima grande, sin piel

1 rama de romero pequeña

Preparación:

Pelar la calabaza y cortarla por la mitad. Remover las semillas, cortar un gajo grande y pelarlo. Trozar y rellenar un vaso medidor. Reservar el resto.

Lavar el pimiento y cortarlo por la mitad. Remover las semillas y cortar en rodajas. Dejar a un lado.

Pelar la naranja y dividirla en gajos. Dejar a un lado.

Pelar la lima y cortarla por la mitad. Dejar a un lado.

Combinar la calabaza, pimiento, naranja y lima en una juguera, y pulsar. Transferir a un vaso y rociar con romero.

Refrigerar 15 minutos antes de servir.

Información nutricional por porción: Kcal: 149, Proteínas: 4.9g, Carbohidratos: 44.6g, Grasas: 0.7g

35. Jugo de Espinaca y Rábano

Ingredientes:

1 taza de espinaca fresca, en trozos

2 rábanos grandes, en trozos

1 taza de pepino, en rodajas

1 taza de rúcula, en trozos

¼ cucharadita cúrcuma, molida

Preparación:

Lavar la espinaca bajo agua fría. Colar y romper con las manos. Dejar a un lado.

Lavar los rábanos y recortar las partes verdes. Pelar y cortar en rodajas. Dejar a un lado. Lavar el pepino y cortar en rodajas finas. Dejar a un lado.

Lavar la rúcula y romper con las manos. Dejar a un lado. Combinar la espinaca, rábano, pepino y rúcula en una juguera, y pulsar. Transferir a un vaso y añadir la cúrcuma. Refrigerar 15 minutos antes de servir.

Información nutricional por porción: Kcal: 53, Proteínas: 9.4g, Carbohidratos: 15.3g, Grasas: 1.1g

OTROS TITULOS DE ESTE AUTOR

70 Recetas De Comidas Efectivas Para Prevenir Y Resolver Sus Problemas De Sobrepeso: Queme Calorías Rápido Usando Dietas Apropiadas y Nutrición Inteligente

Por

Joe Correa CSN

48 Recetas De Comidas Para Eliminar El Acné: ¡El Camino Rápido y Natural Para Reparar Sus Problemas de Acné En 10 Días O Menos!

Por

Joe Correa CSN

41 Recetas De Comidas Para Prevenir el Alzheimer: ¡Reduzca El Riesgo de Contraer La Enfermedad de Alzheimer De Forma Natural!

Por

Joe Correa CSN

70 Recetas De Comidas Efectivas Para El Cáncer De Mama: Prevenga Y Combata El Cáncer De Mama Con una Nutrición Inteligente y Alimentos Poderosos

Por

Joe Correa CSN

www.ingramcontent.com/pod-product-compliance
Lightning Source LLC
Chambersburg PA
CBHW030249030426
42336CB00009B/314